BEI GRIN MACHT SICH IHR WISSEN BEZAHLT

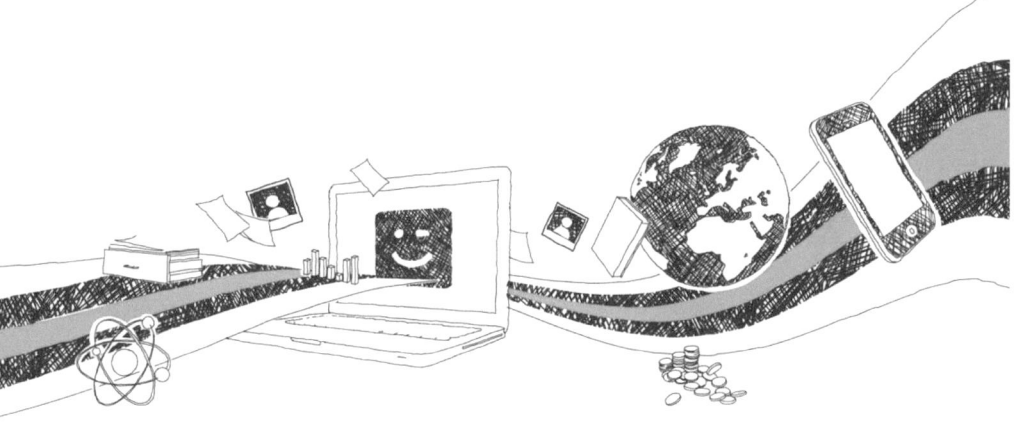

- Wir veröffentlichen Ihre Hausarbeit, Bachelor- und Masterarbeit
- Ihr eigenes eBook und Buch - weltweit in allen wichtigen Shops
- Verdienen Sie an jedem Verkauf

Jetzt bei www.GRIN.com hochladen und kostenlos publizieren

Bibliografische Information der Deutschen Nationalbibliothek:

Die Deutsche Bibliothek verzeichnet diese Publikation in der Deutschen Nationalbibliografie; detaillierte bibliografische Daten sind im Internet über http://dnb.d-nb.de/ abrufbar.

Dieses Werk sowie alle darin enthaltenen einzelnen Beiträge und Abbildungen sind urheberrechtlich geschützt. Jede Verwertung, die nicht ausdrücklich vom Urheberrechtsschutz zugelassen ist, bedarf der vorherigen Zustimmung des Verlages. Das gilt insbesondere für Vervielfältigungen, Bearbeitungen, Übersetzungen, Mikroverfilmungen, Auswertungen durch Datenbanken und für die Einspeicherung und Verarbeitung in elektronische Systeme. Alle Rechte, auch die des auszugsweisen Nachdrucks, der fotomechanischen Wiedergabe (einschließlich Mikrokopie) sowie der Auswertung durch Datenbanken oder ähnliche Einrichtungen, vorbehalten.

Impressum:

Copyright © 2016 GRIN Verlag
Druck und Bindung: Books on Demand GmbH, Norderstedt Germany
ISBN: 9783668658516

Dieses Buch bei GRIN:

https://www.grin.com/document/415936

Melanie Herrmann

Die jährliche Grippeschutzimpfung. Sinnvolle oder unnötige Kosten für das deutsche Gesundheitssystem?

GRIN Verlag

GRIN - Your knowledge has value

Der GRIN Verlag publiziert seit 1998 wissenschaftliche Arbeiten von Studenten, Hochschullehrern und anderen Akademikern als eBook und gedrucktes Buch. Die Verlagswebsite www.grin.com ist die ideale Plattform zur Veröffentlichung von Hausarbeiten, Abschlussarbeiten, wissenschaftlichen Aufsätzen, Dissertationen und Fachbüchern.

Besuchen Sie uns im Internet:

http://www.grin.com/

http://www.facebook.com/grincom

http://www.twitter.com/grin_com

HOCHSCHULE NEU-ULM

Hochschule für angewandte Wissenschaft

Thema: „Jährliche Grippeschutzimpfung- sinnvolle oder unnötige Kosten für das deutsche Gesundheitssystem?"

Studiengang: BWL im Gesundheitswesen

Seminararbeit abgeben: 18.01.2016

Verfasser: Melanie Herrmann

Zusammenfassung

Die Seminararbeit behandelt die Fragestellung „Jährliche Grippeschutzimpfung- sinnvolle oder unnötige Kosten für das deutsche Gesundheitssystem?". Die jährliche Grippeschutzimpfung ist eine Präventivmaßnahme gegen die saisonale Influenza, die vor allem während der kalten Jahreszeit auftritt. Bei der Influenza handelt es sich um eine schwerwiegende, virale Erkrankung des Atemtrakts, welche sich schnell verbreiten und vor allem für eine gewisse Risikogruppe bestehend aus „über 60 Jährigen", Kleinkindern und Menschen mit geschwächtem Immunsystem, sogar bis zum Tod führen kann. Letztlich lässt sich sagen, dass die Kosten der Grippeimpfung, die sich auf 0,4% der GKV-Gesamtausgaben belaufen, durchaus tragbar sind. Die Aufwendungen, die die deutsche Volkswirtschaft im Fall einer Influenza-Epidemie, gar Pandemie, ohne ausreichende Immunisierung zu tragen hätte, würden die Kosten für die vorsorgliche Impfung weit übertreffen. Zudem sind die gesundheitlichen Risiken einer solchen Impfung sehr gering. Zusätzlich erspart die Grippeschutzimpfung viel persönliches Leid und das Wohlergehen der Bevölkerung sollte immer dem ökonomischen Nutzen einer jeden Maßnahme stehen.

Schlüsselwörter: Influenza, Grippeschutzimpfung, Kosten, Nutzen, Risiken

Abstract

This term paper deals with the topic „Annual influenza vaccination – reasonable or unnecessary costs for the German health care system?". The annual flu shot is a preventive measure against the seasonal influenza, which occurs especially during the cold season. Influenza is a grave, viral disease of the respiratory tract, that spread rapidly. Mainly for people of a certain risk group, this disease can be fatal. Ultimately, it can be said that the costs of the annual flu shot are affordable for the German health care system, as they account for only 0.4 percent of the total expenditure of health insurance. The expenses, which would have to be covered without an adequate immunization, in the event of an influenza epidemic or even pandemic, would exceed the costs of the annual flu shot. Besides, the health risks of flu shot are very low. In addition, the flu shot saves a lot of physical and emotional distress and at all the welfare of the population should always stand above the economic benefit of a measure.

Keywords: Influenza, flu shot, costs, benefit, risks

Inhaltsverzeichnis

Abkürzungsverzeichnis 4

1 Einleitung 5

2 Begriffsbestimmung Influenza 5

   2.1 Infektionswege 6

   2.2 Inkubationszeit und Dauer der Ansteckungsfähigkeit 6

   2.3 Symptomatik und Krankheitsverlauf 6

3 Impfung als Präventivmaßnahme 7

   3.1 Funktionsweise von Impfstoffen im Allgemeinen 7

   3.2 Der Influenza-Impfstoff 8

   3.3 Gesundheitliche Risiken der Grippeschutzimpfung 8

4 Ökonomische Bedeutung für das deutsche Gesundheitssystem 9

   4.1 Die Stellung der Grippeimpfung auf dem Arzneimittelmarkt 9

   4.2 Der Einfluss der Influenza auf die Volkswirtschaft 9

   4.3 Nutzen einer massenhaften Grippeimpfung 10

5 Schlussbetrachtung 11

Literaturverzeichnis 12

Abkürzungsverzeichnis

GKV	Gesetzliche Krankenversicherung
RWI	Rheinisch-Westfälisches Wirtschaftsinstitut
WHO	Weltgesundheitsorganisation
IGES-Institut	Institut für Gesundheits- und Sozialforschung
BIP	Bruttoinlandsprodukt

1 Einleitung

Diese Arbeit beschäftigt sich mit der Frage, ob die Aufwendungen, die die saisonale Grippeschutzimpfung in Deutschland verursacht, sinnvoll sind oder lediglich unnötige Kosten für das deutsche Gesundheitssystem erzeugen. Der erste Teil setzt sich mit dem Krankheitsbild der Influenza auseinander und liefert sowohl Informationen über mögliche Infektionswege als auch über die Inkubationszeit, die Dauer der Ansteckungsfähigkeit und über die Symptomatik der Krankheit und deren Ablauf. Im diesem Kapitel soll vor allem durch das charakteristische epidemische Auftreten der Krankheit ein Verständnis dafür erzeugt werden, wie hoch die Notwendigkeit von Impfstoffen im Kampf gegen die Ausbreitung von Infektionen ist. Das dritte Kapitel unterstreicht die Effizienz von Impfstoffen, erläutert deren allgemeine Funktionsweise, informiert über den Influenza Impfstoff im Speziellen, klärt aber auch über mögliche Nebenwirkung der Grippeimpfung auf. Das letzte Kapitel beschäftigt sich mit der ökonomischen Bedeutung dieser Präventivmaßnahme für das deutsche Gesundheitssystem. Hier wird faktisch auf die durch die Impfung verursachten Kosten, den Umsatz und den Verbrauch im Jahr 2014 eingegangen. Zusätzlich verdeutlicht dieses Kapitel durch das Aufgreifen einer Analyse, welche Kosten im Falle einer Pandemie entstehen würden, die Auswirkungen, die Influenza auf das deutsche Gesundheitssystem haben kann.

2 Begriffsbestimmung Influenza

Influenza, auch bekannt als „echte Grippe", bezeichnet eine akute virale Erkrankung des Atemtrakts (Respirationstrakts), die häufig durch einfache Ansteckung seuchenartig (epidemisch) auftritt. Die Influenza- Viren lassen sich in drei Typen (A, B und C) unterteilen.[1] Für den Menschen von Bedeutung sind die immunologischen Typen A und B.[2] Diese Viruserkrankung sollte nicht unterschätzt werden, da sie allein in Deutschland jährlich zwischen 5000 und 8000 Menschenleben fordert.[3] Für gewöhnlich dauert ein

---

[1] Vgl. Jawetz et al. (1968) S. 570.
[2] Vgl. Robert Koch Institut (2009) S. 439.
[3] Vgl. Mertens (2015) S. 464.

solcher viraler Infekt drei bis vier Tage an und tritt speziell während der kalten Jahreszeit auf.[4]

2.1 Infektionswege

Die Infektion mit dem Virus kann sehr simpel sein, oft reicht ein einfaches Händeschütteln aus, um angesteckt zu werden. Die Influenza-Viren gelangen aber auch häufig beim Husten, Niesen oder Sprechen über geringe Distanz vom Infizierten auf die Schleimhäute der Atemwege des Gegenübers. Zudem können diese Viren, die größtenteils durch Tröpfchen (> 5qm) übertragen werden, auch durch sogenannte Tröpfchenkerne (< 5qm) übertragen werden, die kleiner sind und so länger in der Luft schweben können. Man spricht hier von einer aerogenen Übertragung. Ein weiterer Infektionsweg kann der direkte Kontakt der Hände mit virushaltigen Sekreten sein, die dann über die Hände zum Mund oder der Nase gelangen. Beispielhaft hierfür ist, wie bereits erwähnt, das Händeschütteln. Die Überlebensfähigkeit des Virus hängt stark von verschiedenen Umweltfaktoren ab, wie beispielsweise der Temperatur und der Luftfeuchtigkeit.[5]

2.2 Inkubationszeit und Dauer der Ansteckungsfähigkeit

Die Inkubationszeit der saisonalen Influenza kann bis zu vier Tage dauern, liegt aber im Normalfall bei ein bis zwei Tagen. Bis die Viren aus dem Körper ausgeschieden sind und keine Ansteckungsgefahr mehr besteht, vergehen meist drei bis fünf Tage nachdem die ersten Krankheitssymptome aufgetreten sind. Die virale Ausscheidung kann in schweren Fällen allerdings auch bis zu sieben Tage andauern, hin und wieder sogar noch länger. Ebenso möglich ist es, dass die Ansteckungsfähigkeit bereits endet, bevor die ersten Symptome überhaupt erkennbar sind.[6]

2.3 Symptomatik und Krankheitsverlauf

Häufig beginnt die Influenza-Erkrankung mit einem Schnupfen. Hinzu kommen jedoch rasch Abgeschlagenheit, allgemeines Unwohlsein und hohes Fieber. Durch die Entzündung des Respirationstrakts folgt meist schwerer Husten und es kann zu ersten

---

[4] Vgl. Germer (1965) S. 590.
[5] Vgl. Robert Koch Institut (2009) S. 440.
[6] Vgl. Robert Koch Institut (2009) S. 440.

Komplikationen, wie Kreislaufversagen und Herzschwäche kommen. Gerade für ältere Menschen, Kleinkinder und Personen mit geschwächtem Immunsystem können diese Komplikationen ein tödliches Ende nehmen. Zusätzlich erhöht sich durch die Schädigung der Atemwege die Gefahr einer weiteren Infektion, die meist durch Bakterien (vor allem Pneumokokken, „Haemophilus influenzae" und Staphylokokken) zu einer Lungenentzündung führt.[7] Es ist nicht einfach eine Grippe als Todesursache zu bestimmen, da die Diagnose häufig Lungenentzündung lautet. Jedoch sind es die Influenzaviren, die den Pneumokokken häufig erst den Weg ebnen, weshalb es meist schwierig ist zwischen ihnen zu differenzieren.[8]

3 Impfung als Präventivmaßnahme

Die Primärprävention, dazu gehören auch Impfungen, umfasst alle Maßnahmen, die durchgeführt werden, um eine Infektionserkrankung gar nicht erst auftreten zu lassen.[9] Impfungen zählen zu den effizientesten Maßnahmen der Prävention von Infektionen. Oberstes Ziel von Impfprogrammen ist die Eliminierung von Krankheiten. Um eine solche Eliminierung überhaupt erst erreichen zu können, muss eine sogenannte Herdenimmunität erzeugt werden, worunter man einen Kollektivschutz der Masse versteht. Impfungen schützen so nicht nur den Geimpften selbst, sondern bei entsprechend hoher Impfquote auch die Gesellschaft.[10]

3.1 Funktionsweise von Impfstoffen im Allgemeinen

Grundsätzlich kann zwischen aktiver Immunisierung und passiver Immunisierung differenziert werden. Während bei Aktivimpfungen der Körper selbst aktiv werden muss und gegen das im Impfstoff enthaltene Antigen Antikörper bildet, enthält der Impfstoff bei einer passiven Immunisierung (Serumgabe) schon fertige Antikörper.[11]

Zudem lassen sich Impfstoffe in weitere drei Impfstoffarten unterteilen. Unterschieden wird zwischen Lebendimpfstoffen, Totimpfstoffen und Toxoid-Impfstoffen. Letztere enthalten, wie der Name schon verrät, von Bakterien produzierte Giftstoffe, können aber

---

[7] Vgl. Kaufmann (2008) S. 162.
[8] Vgl. Kaufmann (2008) S. 165.
[9] Vgl. Vonberg/ Graf (2012) S. 157.
[10] Vgl. Schwabe/ Paffrath (2009) S. 3.
[11] Vgl. Bruhn (2015)

zu keiner Vergiftung führen. Lebendimpfstoffe bestehen unteranderem aus vermehrungsfähigen Bakterien, die jedoch so vorbehandelt sind, dass sie keine Infektion auslösen, aber das Immunsystem dennoch zur Bildung von Antikörpern anregen. Bei Todimpfstoffen hingegen sind die Erreger nicht mehr vermehrungsfähig, können aber ebenso eine Antikörperbildung hervorrufen.[12]

3.2 Der Influenza-Impfstoff

Die WHO (Weltgesundheitsorganisation) muss Jahr für Jahr die genaue Zusammensetzung der Influenza-Impfstoffe neu bestimmen, da die Struktur der Influenza-Viren einem ständigen Wandel unterliegt. Das Paul-Ehrlich-Institut überprüft nach Genehmigung der Stammzusammensetzung die hergestellten Impfstoffe und gibt sie für den Handel frei.[13]

Für die Saison 2015/16 wurden folgende Influenza-Viren prognostiziert:

- A/California/07/2009 (H1N1) pdm 09-ähnlich

- A/Switzerland/9715293/2013 (H3N2)-ähnlich

- B/Phuket/3073/2013-ähnlich[14]

Die Bezeichnung der Viren erfolgt nach einem bestimmten Schema, das wie folgt aufgebaut ist: Virustyp/ Ortsname(Ort der Virusisolierung)/ Stamm-Nr./Isolierungsjahr. Die zwei wichtigsten Proteine der Virushülle werden mit H (Hämagglutinin) und mit N (Neuraminidase) abgekürzt. Die Zahl hinter diesen Proteinen beziffert deren Subtyp.[15]

3.3 Gesundheitliche Risiken der Grippeschutzimpfung

Grundsätzlich ist die Impfung gegen die Influenza gut verträglich, dennoch kann es ab und an nach der Injektion durch die Anregung des Immunsystems zu einer Rötung oder Schwellung an der Einstichstelle kommen. Mögliche Nebenwirkungen sind unter anderem Frösteln, Müdigkeit, Übelkeit und auch Gliederschmerzen. Diese Beschwerden dauern aber lediglich ein bis zwei Tage an. Schwere Nebenwirkungen sind sehr selten.

---

[12] Vgl. Bruhn (2015)
[13] Vgl. Paul Ehrlich Institut (2015)
[14] Vgl. ebd.
[15] Vgl. ebd.

In Bezug auf diese doch sehr harmlosen Nebenwirkungen, erscheint eine solche Impfung als ziemlich risikoarm.[16]

4 Ökonomische Bedeutung für das deutsche Gesundheitssystem

4.1 Die Stellung der Grippeimpfung auf dem Arzneimittelmarkt

Dem Arzneimittel Atlas 2014, der jährlich vom IGES-Institut erstellt wird, kann entnommen werden, dass der Influenza-Impfstoff der am häufigsten verwendete Impfstoff des Jahres war. Mit rund 13,4 Millionen verbrauchten Impfdosen wurden erheblich mehr Impfungen gegen die „echte Grippe" vorgenommen, als beispielsweise gegen FSME (3 Mio. Impfdosen) und die Pneumokokken (2,9 Mio. Impfdosen).[17]

Betrachtet man die Ausgaben für Impfstoffe ist festzustellen, dass die Influenzaimpfung mit 110 Millionen Euro nicht den größten Ausgabenblock darstellt. Sie entspricht in etwa 12% der Ausgaben der GKV für Impfstoffe, welche sich im Jahr 2014 auf rund 923 Millionen Euro beliefen.[18] Die Aufwendungen für Impfstoffe machen 2,97% der GKV- Gesamtausgaben aus, wobei die Influenza-Impfung dabei einen Anteil von 0,4% hat.[19]

Für die Pharma-Industrie stellt die Grippeschutzimpfung eine solide Einnahmequelle dar. Im Jahr 2014 lag der Influenzaimpfstoff mit 126 Millionen Euro Umsatz (Apothekenverkaufspreis) auf Platz vier der umsatzstärksten Impfstoffe.[20]

4.2 Der Einfluss der Influenza auf die Volkswirtschaft

In „normalen" Grippejahren werden circa zwei bis zehn Millionen Krankmeldungen von Arbeitnehmern erwartet. Das hat auch Auswirkungen auf das Bruttoinlandsprodukt (BIP), da weniger produziert und konsumiert wird. Anfang des Jahres 2015 rechnete das RWI (Rheinisch-Westfälisches Wirtschaftsinstitut), aufgrund der damaligen Grippewelle, mit einem Rückgang des BIP um 0,3% (2,2 Milliarden Euro). Laut einer Berechnung des Konjunkturexperten Torsten Schmidt, könnte eine flächendeckende

---

[16] Vgl. Bundeszentrale für gesundheitliche Aufklärung (o. J.)
[17] Vgl. Institut für Gesundheits- und Sozialforschung (2014a)
[18] Vgl. Institut für Gesundheits- und Sozialforschung (2014b)
[19] Vgl. Institut für Gesundheits- und Sozialforschung (2014a)
[20] Vgl. Institut für Gesundheits- und Sozialforschung (2014c)

Immunisierung der Bevölkerung, die erwarteten ökonomischen Folgen einer Influenza-Epidemie, um ganze 1,32 Milliarden Euro mindern. Damit würde das Risiko nun mehr bei 0,12% (880 Mio. Euro) liegen.[21]

Diese erwarteten volkswirtschaftlichen Folgen sind jedoch noch immer geringer als der ökonomische Schaden, der im Falle einer echten Pandemie drohen könnte.[22] Damit es zu einer Pandemie kommt, braucht es ein dem Immunsystem völlig unbekanntes Virus. Deshalb ist die Gefahr eines pandemischen Ausbruchs nicht ganz so hoch wie das Risiko einer Epidemie.[23] Die Vergangenheit zeigt jedoch, dass Influenza-Pandemien trotzdem immer wieder auftreten und mit schwerwiegenden Folgen verbunden sind. Einer Studie des RWI zufolge könnte der Ausbruch einer solchen Pandemie Kosten zwischen 25 und 75 Milliarden Euro verursachen und würde zudem vermutlich zahlreiche Todesopfer fordern.[24] Welches Ausmaß ein solcher Ausbruch annehmen könnte, zeigt auch die Vergangenheit. Im Jahr 1918 beendete eine Influenza-Pandemie, betitelt als „Spanische Grippe", in nur 25 Wochen doppelt so viele Menschenleben, wie Aids in 25 Jahren. Allerdings bleibt hier anzumerken, dass die Möglichkeiten der medizinischen Versorgungen zur damaligen Zeit bei weitem nicht den Heutigen entsprechen.[25]

4.3 Nutzen einer massenhaften Grippeimpfung

Laut dem Epidemiologen Mikolajczyk, der bei seiner Aussage auf verschiedene medizinische Studien verweist, ist eine nahezu lückenlose Durchimpfung der gesamten Bevölkerung im Falle der Influenza nicht nötig. Ein Grippeerkrankter infiziert durchschnittlich zwei weitere Personen, die bisher keinen Kontakt mit einem identischen Virus hatten. Negativ ins Gewicht fällt jedoch, dass die Influenza-Impfung nicht bei Jedem ihre Wirkung entfacht. Demnach müssen mehr Menschen geimpft werden, um dieselbe Schutzwirkung der Population zu erzielen, wie eine Impfung mit hundertprozentiger Wirksamkeit.[26]

---

[21] Vgl. Ettel (2015)
[22] Vgl. Ettel (2015)
[23] Vgl. Kaufmann (2008) S. 166.
[24] Vgl. Ettel (2015)
[25] Vgl. Kaufmann (2008) S. 167.
[26] Vgl. Ettel (2015)

Wie bereits erwähnt, wurden 2014 rund 13,4 Millionen Impfdosen verbraucht. Eine massenhafte Immunisierung der zu impfenden Gesellschaft, würde allein durch die Kosten des Arztbesuches und dem Durchschnittspreis je Impfung, der bei 6,90 Euro liegt, Aufwendungen in Höhe von 1,2 Milliarden Euro verursachen. Trotzdem ist sowohl der Konjunkturexperte Schmidt vom RWI, als auch der Epidemiologe Mikolajczyk von der Effektivität der Grippeschutzimpfung überzeugt.[27]

5 Schlussbetrachtung

Letztlich sollte über die Sinnhaftigkeit der Grippeschutzimpfung immer zu Gunsten der Bevölkerung entschieden werden. Zwar stellt die Influenza-Impfung eine kostspielige Präventivmaßnahme dar, dennoch ist sie die wohl effektivste und effizienteste Maßnahme im Kampf gegen den Influenzavirus. Gerade für die Risikogruppe aus „über 60-Jährigen", Kleinkindern und Menschen mit geschwächtem Immunsystem, bietet diese Impfung einen wichtigen und vor allem notwendigen Schutz, deren Kosten für das deutsche Gesundheitssystem durchaus tragbar sind. Zudem darf nicht außer Acht gelassen werden, dass die Influenza eine Erkrankung mit hohem Ausbreitungspotential ist und dass eine Epidemie ohne ausreichende Immunisierung der Bevölkerung nicht nur der Bevölkerung selbst, sondern auch der Volkswirtschaft, immensen Schaden zufügen könnte. Ich finde, dass die Entscheidung sich gegen den Influenza-Virus impfen zu lassen, auch eine Sache der Solidarität gegenüber denjenigen ist, die sich aus gesundheitlichen Gründen dieser Präventivmaßnahme nicht selbst unterziehen können und für die eine solche Infektionskrankheit gar zum Tod führen könnte. Abschließend lässt sich sagen, dass die Kosten für die Grippeschutzimpfung eine durchaus sinnvolle Investition des deutschen Gesundheitssystems darstellen.

---

[27] Vgl. Ettel (2015)

Literaturverzeichnis

Bruhn C. (2015) Impfstoffe: Segen der Medizin, Online im Internet: URL: http://www.springer-gup.de/de/pharmazie/das_pta_magazin/10308-Impfstoffe_Segen_der_Medizin/, Abrufdatum: 09.01.2016

Bundeszentrale für gesundheitliche Aufklärung (o. J.) Fragen und Antworten zur Grippeimpfung, Online im Internet: URL: https://www.impfen-info.de/grippeimpfung/fragen-und-antworten/, Abrufdatum: 10.12.2015

Ettel A. (2015) Grippewelle kostet deutsche Wirtschaft 2,2 Milliarden, Online im Internet: URL: http://www.welt.de/wirtschaft/article138039867/Grippewelle-kostet-deutsche-Wirtschaft-2-2-Milliarden.html, Abrufdatum: 12.01.2016

Germer W. D. (1965) Die Influenzaschutzimpfung, in: Herrlich A. (Hrsg.), Handbuch der Schutzimpfungen, 1. Auf., Springer-Verlag, Berlin, S. 590-605.

IGES-Institut (2014a) Arzneimittel-Atlas 2014. Für einen realistischen Blick auf den Arzneimittelmarkt, Online im Internet: URL: http://www.arzneimittel-atlas.de/sites/arzneimittel-atlas.de/myzms/content/e10679/e10735/infoboxContent10737/IGES_Arzneimittel-Atlas_2014_Uebersicht.pdf, Abrufdatum: 02.12.2015

IGES-Institut (2014b) Arzneimittel-Atlas 2014, Online im Internet: URL: http://www.arzneimittel-atlas.de/indikationsgruppen/impfstoffe/teil-indikationsgruppe/ausgaben/index_ger.html, Abrufdatum: 04.12.2015

IGES-Institut (2014c) Arzneimittel-Atlas 2014, Online im Internet: URL: http://www.arzneimittel-atlas.de/indikationsgruppen/impfstoffe/teil-indikationsgruppe/j07-ti-top-ten/index_ger.html, Abrufdatum: 04.12.2015

Jawetz E., Melnick J. L., Adelberg E. A. (1969) Medizinische Mikrobiologie, Springer Verlag, Berlin.

Kaufmann S. (2008) Wächst die Seuchengefahr? Globale Epidemien und Armut: Strategien zur Seucheneindämmung in einer vernetzten Welt, Fischer Verlag GmbH, Frankfurt am Main.

Mertens T. (2015) Influenza: Prophylaxe und Therapie – Für Neuraminidasehemmer gibt es noch keinen Ersatz, in: Deutsches Ärzteblatt, Jg. 112, Heft 11, S. 464.

Paul Ehrlich Institut (2015) Saisonale Influenza 2015/2016, Online im Internet: URL: http://www.pei.de/DE/infos/fachkreise/impfungen-impfstoffe/influenza-grippeimpfstoffe-saisonal/influenza-grippeimpfstoffe-node.html;jsessionid=46F52FAA31E860A00D91819BEC7E9ABF.1_cid319, Abrufdatum: 05.12.2015

Robert Koch Institut (2009) Epidemiologisches Bulletin, Online im Internet: URL: http://www.rki.de/DE/Content/Infekt/EpidBull/Archiv/2009/Ausgaben/43_09.pdf?__blob=publicationFile, Abrufdatum: 07.01.2016

Schwabe U., Paffrath D. (2009) Arzneimittelverordnungs-Report 2009, Springer Verlag, Berlin, DOI: 10.1007/978-3-642-01080-4 [Ebook]

Vonberg R. P., Graf K. (2012) Prävention von Bakterien und Viruserkrankungen, in: Suerbaum S., Hahn H., Burchard G. D., Kaufmann S. H., Schulz Th. F. (Hrsg.), Medizinische Mikrobiologie und Infektiologie, Springer Verlag, Berlin, S.157-163.

BEI GRIN MACHT SICH IHR WISSEN BEZAHLT

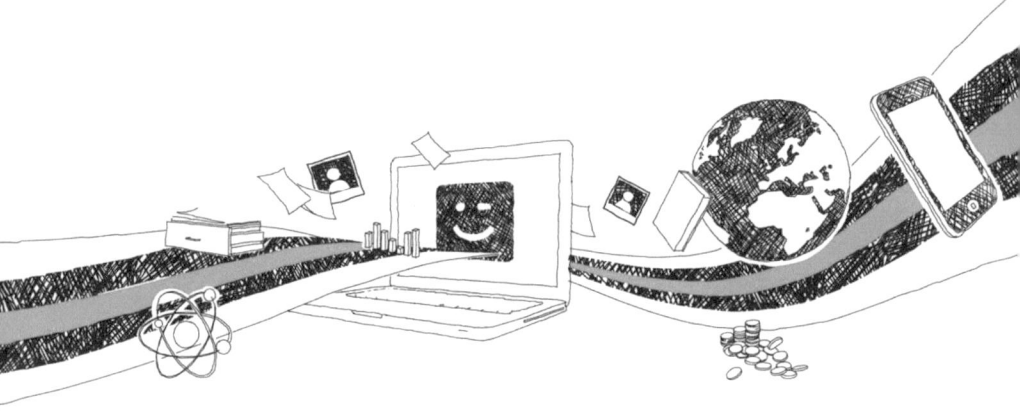

- Wir veröffentlichen Ihre Hausarbeit, Bachelor- und Masterarbeit

- Ihr eigenes eBook und Buch - weltweit in allen wichtigen Shops

- Verdienen Sie an jedem Verkauf

Jetzt bei www.GRIN.com hochladen und kostenlos publizieren

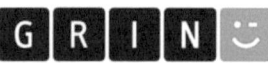